LE CHOLÉRA

MOYENS INFAILLIBLES DE S'EN PRÉSERVER

& MOYEN DE S'EN GUÉRIR

SI L'ON EN EST ATTEINT

PAR

LA CONDAMINE

Pseudonyme d'un Docteur-Médecin habitant l'Extrême-Orient depuis quinze ans au moins.

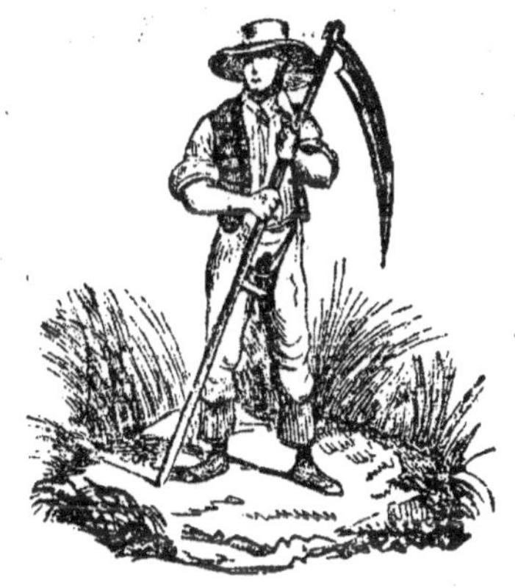

1885

Valréas, imp. Jabert frères.

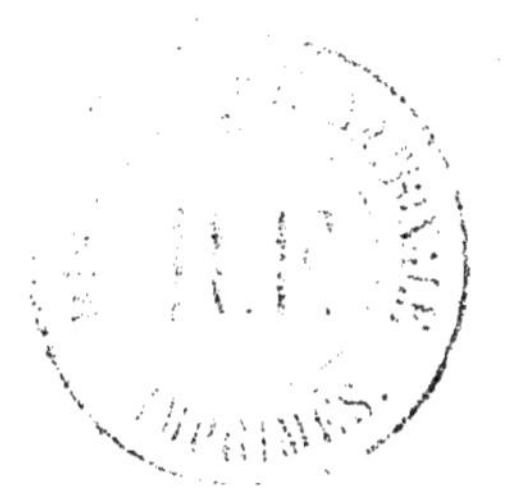

AVERTISSEMENT

C'est sur les sollicitations réitérées d'un grand nombre de nos amis de France que nous nous décidons à livrer au public les quelques pages que nous avons écrites sur le choléra et sur les moyens de s'en préserver et de s'en guérir.

Ce que nous allons dire est le fruit de quinze années d'expérience passées loin de la Patrie, dans l'Extrême-Orient et dans d'autres contrées tropicales où le choléra, les fièvres et beaucoup d'autres maladies pestilentielles exercent constamment leurs ravages.

Tout ce que nous conseillons, nous l'avons pratiqué ou vu pratiquer bien des fois : on peut donc, sans nulle crainte, suivre nos conseils et employer les moyens que nous indiquons.

Nous nous sommes rigoureusement interdit toute expression scientifique parce que nous nous adressons surtout aux habitants des campagnes et aux artisans à qui la plupart des termes techniques que nous aurions pu employer sont absolument inconnus : voulant rendre service au public nous nous sommes efforcés de nous en faire comprendre.

Notre but est d'atténuer, de détruire, s'il était possible, la frayeur qu'inspire généralement le choléra, maladie plus terrible en apparence qu'en réalité ; ensuite nous voulons enseigner ce qu'il faut faire pour s'en préserver, et enfin faire connaître les moyens à employer pour s'en guérir si, malgré les soins qu'on a pris, l'épidémie vient à se déclarer.

Puissions-nous atteindre ce résultat !

Nous aurions la satisfaction d'avoir été utile à nos lecteurs ; satisfaction bien douce qui nous dédommagerait largement de la peine que nous avons prise.

Voilà notre désir, notre seul désir.

LA CONDAMINE,

Pseudonyme d'un Docteur-Médecin, de passage à Beyrouth (Syrie).

1er juillet 1885.

LE CHOLÉRA

MOYENS INFAILLIBLES DE S'EN PRÉSERVER ET MOYENS DE S'EN GUÉRIR SI L'ON EN EST ATTEINT

SOMMAIRE. — Le choléra comparé aux autres épidémies. — Conduite à tenir pour se préserver du choléra. — Signes auxquels on reconnaît que le choléra se manifeste chez un individu. — Moyens à employer avant l'arrivée du médecin lorsqu'une personne est atteinte du choléra. — Appendice : Conseils de M. le Directeur de l'École préparatoire de Médecine et de Pharmacie (1884) ; Désinfectants ; Liqueur hygiénique, etc.

Le Choléra comparé aux autres épidémies.

Assurément le choléra est une maladie grave. Cependant il est plus effrayant quand on l'attend qu'il n'est dangereux lorsqu'il existe. La petite vérole, la scarlatine, certaines fièvres et beaucoup d'autres maladies ont fait beaucoup plus de ravages. En effet, dans les contrées de l'Europe où il a régné et où il a rencontré le plus de circonstances favorables à sa propagation, il n'a atteint qu'un individu sur soixante-dix et dans quelques villes ses attaques n'ont pas dépassé la proportion d'un individu sur deux cents ; tandis que les autres maladies dont nous venons de parler ont plus d'une fois atteint la proportion effrayante d'une personne sur dix.

Conduite à tenir pour se préserver du choléra.

1° On court peu de danger d'être atteint du choléra. Il faut donc ne pas s'en inquiéter et ne penser à cette maladie que pour prendre et exécuter les précautions propres à s'en garantir. Moins on a peur, moins on est en danger, car la tranquillité de l'âme est peut-être le meilleur des préservatifs. Il faut aussi éviter tout ce qui est de nature à exciter les fortes émotions, telles que la colère, les plaisirs trop vifs, les grands chagrins, la frayeur, etc.

2° Il faut avoir grand soin de se tenir très propre. On ne manquera donc jamais de se laver la figure, la tête, etc. chaque matin et plusieurs fois dans la journée avec de l'eau fraîche dans laquelle on aura versé quelques gouttes de *Liqueur hygiénique et anti-épidémique*. (*Voir à la fin de la présente brochure.*)

On peut être certain que plus l'air dans lequel on habite est pur moins on est exposé au choléra. Il faut donc porter la plus grande attention à la salubrité des habitations. Ainsi, on ne doit pas habiter et encore moins coucher en trop grand nombre dans la même pièce; on doit l'aérer le matin et encore dans la journée, en ouvrant longtemps et le plus souvent possible les portes et les fenêtres. Il est bon aussi de placer, dans les pièces habitées, un grand vase contenant de l'eau chlorurée. (*Voir à la fin de la présente brochure*).

Le renouvellement de l'air est également favorisé par un feu de quelques minutes, bien clair et flamboyant, dans la cheminée.

Il ne faut ouvrir les portes et les fenêtres qu'après qu'on est entièrement vêtu, afin de ne pas s'exposer au refroidissement. Il serait prudent de passer, si on le pouvait, dans une autre pièce pendant cette opération.

Enfin, on doit coucher dans des lits sans rideaux, et éviter absolument de laisser séjourner l'urine ou les matières fécales dans les vases de nuit qui doivent être nettoyés promptement et contenir toujours un peu d'eau.

On sait que l'air humide, dans les habitations, est malsain en tout temps ; cet air devient très dangereux en temps de choléra. Il faut donc ne jamais faire sécher le linge dans la chambre qu'on habite et surtout dans la chambre où l'on couche.

Non seulement il faut aérer l'habitation et la tenir propre, mais on doit encore maintenir dans le meilleur état de propreté toute la maison et ses dépendances : les latrines doivent être nettoyées au moins une fois par jour avec l'eau chlorurée, l'eau phéniquée à 1/100 (*voir à la fin de la présente brochure*) ou au moins simplement avec de l'eau ordinaire.

On devra tenir bouchées toutes les ouvertures d'où s'exhalent de mauvaises odeurs et ne les déboucher qu'au moment où l'on veut les désinfecter.

Chacun doit veiller à ce que les eaux grasses soient vidées au fur et à mesure de leur production, à ce qu'elles ne séjournent jamais entre les pavés des cours et des allées, et à ce qu'elles s'écoulent rapidement. Il faut même favoriser cet écoulement par un lavage à grande eau si la pente n'est pas assez rapide.

Les vitres doivent être lavées au moins une fois par semaine, l'action de la lumière étant nécessaire à la santé.

Les fumiers qui, dans les campagnes surtout, avoisinent toujours les habitations, demandent beaucoup d'attention et beaucoup de soins. On doit en empêcher l'accumulation en les faisant enlever le plus souvent possible.

Si, dans le pays, le choléra atteint un certain degré de gravité, il faut se débarrasser des animaux domestiques dont il est possible de se passer. On s'abstiendra particulièrement d'élever des porcs, des lapins, des poules, des pigeons, etc., dans des lieux resserrés ou dans des cours peu spacieuses et manquant d'air.

Dans les quartiers populeux, les habitants doivent contribuer, chacun pour sa part, à la propreté des maisons, des cours et des rues. Il y va de l'intérêt de tous.

3° Tous les médecins qui ont observé le choléra ont remarqué que les refroidissements sont une des causes les plus propres à en favoriser le développement. Il faut donc éviter cette cause en se vêtant chaudement, en évitant les courants d'air trop forts, ainsi que le passage brusque d'une température chaude à une température froide, et en se garantissant particulièrement le bas ventre et les pieds de l'action du froid. Il est à propos d'entourer le ventre d'une ceinture de laine, de porter des camisoles de flanelle et de faire usage de chaussons de laine; mais il faut que ces vêtements soient changés et lavés fort souvent. Les pieds doivent être lavés tous les jours à l'eau chaude. Quand on séjourne dans les lieux froids ou humides, on porte des sabots ou des galoches. En un mot, on se chausse proprement et de manière que les pieds soient à l'abri du froid et de l'humidité.

Beaucoup de personnes ont la funeste habitude, en se couchant et en se levant, de poser les pieds nus sur le sol froid et même d'y marcher. Cet usage est on ne peut plus blâmable; il est surtout dangereux en temps de choléra.

Eviter toujours de laisser ouvertes, pendant la nuit, les croisées de la chambre où l'on couche.

Eviter avec le même soin d'entretenir, dans les habitations, une chaleur trop forte.

Rentrer chez soi de bonne heure; ne jamais passer une partie de la nuit dans les assemblées, dans les cafés, etc., surtout lorsque les nuits sont froides.

4° Ceux qui peuvent de temps en temps prendre des bains d'une chaleur moyenne font très bien; mais il ne faut y rester que le temps nécessaire pour se nettoyer le corps. Quand le bain est pris, il faut s'essuyer le corps avec du linge chaud et ne pas s'exposer immédiatement à l'air extérieur en sortant du bain.

Les frictions sèches sont excellentes, et rien n'est plus facile à administrer : il suffit de se frotter, le soir, ou mieux encore le matin et le soir, les jambes, les cuisses, les bras, le tronc, pendant un quart d'heure environ, avec une brosse douce ou avec une étoffe de laine.

Du reste, pour ce qui concerne, en général, la manière de se vêtir, on se règle suivant la saison; mais dans aucun cas il ne faut se vêtir trop légèrement.

5° Il faut éviter l'inquiétude, et pour cela on doit s'occuper, mener une vie active, tout en évitant les excès de fatigue. Il est bon d'éviter les occupations qui exigent de la contention d'esprit ainsi que celles qui exigent une privation inaccoutumée de sommeil pendant la nuit.

6° En temps de choléra, la manière de se nourrir est un point fort important. Il faut avant tout de la sobriété. Très souvent le choléra se déclare après des excès de table et il est alors bien plus mauvais ; les ivrognes sont particulièrement exposés à cette maladie.

La nourriture principale doit se former de viandes bien rôties et pas trop grasses, du poisson frais, des œufs, du pain bien levé et bien cuit. Les viandes et les poissons salés ne conviennent pas. On fera bien de s'abstenir rigoureusement de pâtisserie et de charcuterie.

Il faut se tenir aux légumes les moins aqueux, les plus légers. (*On appelle légumes aqueux ceux qui contiennent beaucoup d'eau de végétation, comme les concombres, les betteraves, les laitues, les pommes d'amour, les melons, etc.*)

On peut faire usage de pommes de terre de bonne qualité, ainsi que de haricots secs, de lentilles, de pois, de fèves, *pris en purée*, c'est-à-dire débarrassés de leurs robes ou pellicules qui ne contribuent en rien à la nutrition et ont l'inconvénient de ne pouvoir être digérées.

Il ne faut jamais manger de crudités telles que salades, radis, fruits, surtout lorsqu'ils ne sont pas parfaitement mûrs. Les fruits cuits n'offrent pas le même danger ; mais ils ne doivent être mangés qu'en petite quantité.

Il y a des aliments complètement sains, mais que, par une disposition particulière de l'estomac, des individus digèrent difficilement. Il va sans dire que ces aliments doivent être évités par eux. A cet égard, il faut que chacun étudie son estomac.

En temps de choléra, il faut moins manger à la fois qu'à l'ordinaire et faire un léger repas de plus, s'il est utile.

Les boissons exigent une grande attention. Toute boisson froide est dangereuse si elle est prise quand on a chaud : il ne faut donc se désaltérer que lorsqu'on a cessé de transpirer et boire peu à la fois. L'eau doit être très claire; celle qui est filtrée est préférable à toute autre. Lorsqu'on veut la boire pure, il faut l'aiguiser avec une cuillerée à bouche de bon vinaigre, ou avec deux cuillerées à bouche d'eau-de-vie, pour un litre d'eau. Cette précaution est surtout nécessaire si la saison est chaude et qu'on soit obligé de se livrer à un travail qui, en excitant la transpiration, provoque la soif. L'eau rougie, c'est-à-dire l'eau à laquelle on a ajouté un peu de bon vin, convient très bien. Enfin, on peut encore faire usage d'une eau à laquelle on a mélangé une infusion de menthe poivrée ou de camomille. (*On met une pincée de menthe ou six têtes de camomille pour un litre d'eau bouillante, à laquelle on ajoute, après refroidissement, un litre d'eau froide.*) L'eau est alors légèrement aromatisée. Rien n'est plus dangereux que l'abus des liqueurs fortes : il faut donc en user avec beaucoup de discrétion.

L'usage de l'eau-de-vie prise à jeun, nuisible en tout temps, devient particulièrement funeste lorsque le choléra règne. Nous conseillons de s'en priver absolument, ou au moins de manger un morceau de pain avant de boire l'eau-de-vie. Le vin blanc ne doit pas non plus être pris à jeun. L'eau-de-vie amère, c'est-à-dire l'eau-de-vie dans laquelle on a fait infuser des plantes amères et aromatiques, est de beaucoup préférable à l'eau-de-vie ordinaire, en temps de choléra.

Le vin est une excellente boisson pendant le repas et même après le repas, mais il doit être de bonne qualité et pris en quantité modérée.

Les vins jeunes, les vins *dits de commerce* et les vins aigres sont beaucoup plus nuisibles qu'utiles.

Il faut préférer le vin rouge au vin blanc.

Il est bon, si l'on peut, de le mélanger avec une eau gazeuse, telle que l'eau de seltz naturelle ou factice.

Le cidre et la bière, surtout lorsque ces boissons sont jeunes et qu'elles n'ont pas assez fermenté, disposent aux coliques et à la diarrhée et deviennent fort dangereuses.

Signes auxquels on reconnaît que le choléra se manifeste chez un individu.

D'un très grand nombre de faits observés jusqu'à ce jour, dans les lieux où le choléra a régné, il résulte que les cas de guérison sont en raison de la promptitude des secours, et que plus ces secours sont administrés près du moment de l'invasion, plus les chances de salut sont grandes.

Il faut donc qu'on connaisse les signes qui indiquent qu'un individu va être atteint du choléra. Or, ces signes, qui le plus souvent se manifestent dans la nuit ou le matin, sont les suivants :

Lassitude subite ou sentiment subit de fatigue dans tous les membres; pesanteur dans la tête, comme lorsqu'on s'est exposé à la vapeur du charbon ; étourdissements, vertiges; pâleur souvent plombée, bleuâtre, de la face, avec altération PARTICULIÈRE *des traits ; le regard a quelque chose d'extraordinaire et les yeux perdent leur éclat, leur brillant; diminution de l'appétit ; soif ardente et désir de la satisfaire par des boissons froides; sentiment d'oppression, d'anxiété dans la poitrine, d'ardeur et de brûlure dans le creux de l'estomac ; élancement passager sous la fausse côte (c'est-à-dire sous les côtes à partir du creux de l'estomac, en comptant de haut en bas) ; gargouillements dans les intestins, accompagnés surtout de coliques auxquelles succède le dévoiement ou cours de ventre : ce dévoiement semble quelquefois diminuer les douleurs; la peau devient froide et sèche: quelquefois elle se couvre d'une sueur froide. Quelques malades éprouvent des frissons le long de l'épine du dos, et une sensation dans les cheveux comme si l'on y soufflait de l'air froid.*

Quelquefois ces divers signes ne se présentent pas dans l'ordre où ils viennent d'être tracés. Tous ne se montrent pas non plus chez tous les malades.

Quoi qu'il en soit, lorsque plusieurs d'entre eux, notamment l'altération de la face, la lassitude, le sentiment de brûlure dans le creux de l'estomac, les gargouillements d'intestins, le refroidissement de la surface du corps, se manifestent, il faut appeler tout de suite le médecin et prendre, en l'attendant, les précautions que nous allons indiquer.

Moyens à employer, avant l'arrivée du médecin, lorsqu'une personne est atteinte du choléra.

Il faut d'abord exciter fortement la peau et y ramener la chaleur. A cet effet, on place le malade entre deux couvertures de laine préalablement chauffées ou bassinées, et l'on promène sur toute la surface du corps, à travers les couvertures, des fers à repasser chauds ou une bassinoire. On arrête plus longtemps les fers sur l'estomac, sous les aisselles et sur le cœur.

On frictionne fortement, et aussi longtemps qu'il le faut, les membres avec une brosse sèche ou avec un liniment irritant, en se servant d'un morceau de laine ou de flanelle. Il faut, autant que possible, que ces frictions soient pratiquées par deux personnes dont chacune frotte en même temps une partie du corps en ayant soin de découvrir le malade le moins qu'on peut.

Le liniment dont voici la formule est employé avec un grand succès :

Prenez :

Eau-de-Vie	**1 litre.**
Vinaigre fort	**1/2 litre.**
Farine de moutarde	**15 grammes.**
Camphre	**8 grammes.**
Poivre	**8 grammes.**
Une gousse d'ail pilée.	

Mettre le tout dans un flacon bien bouché et faire infuser pendant trois jours au soleil ou dans un endroit chaud.

A défaut de ce liniment on doit se servir de la bonne eau-de-vie ou de vinaigre.

Ces frictions doivent être continuées longtemps et le malade doit rester couché dans la laine, et le plus chaud possible, pourvu qu'aucune brûlure ne soit produite sur son corps avec les objets dont on l'entoure.

On pourra aussi appliquer des sinapismes chauds sur le dos et sur le ventre, ou encore des cataplasmes de farine de graine de lin, bien chauds et arrosés d'essence de térébenthine.

On s'est aussi servi plus d'une fois de petits sacs remplis de cendres chaudes ou de sable chaud, appliqués sur le corps.

L'expérience a prouvé, dans plusieurs endroits où le choléra a régné, qu'on peut obtenir de grands avantages de bains de vapeurs vinaigrées. Ainsi, pendant qu'on cherche à réchauffer le malade par le repassage avec des fers chauds, par des frictions et par les autres moyens que nous venons d'indiquer, on peut préparer un bain de la manière suivante :

Faire rougir des cailloux, ou des morceaux de briques, ou du fer; placer sous un fauteuil ou sous une chaise de cannes, un vase en terre qui contienne du vinaigre auquel quelques médecins conseillent d'ajouter du camphre (environ huit grammes dissous dans une suffisante quantité d'Esprit de Vin pour un litre de Vinaigre). Ces diverses dispositions étant prises, faire asseoir le malade déshabillé, sur le fauteuil, et l'entourer, à l'exception de la tête, ainsi que le fauteuil, de couvertures de laine qui doivent descendre jusqu'au bas des pieds, lesquels sont posés sur la laine ou sur tout autre corps chaud. Jeter ensuite l'un après l'autre, et à peu de secondes d'intervalle, les cailloux ou les morceaux de briques ou de fer, dans le vinaigre, qui, par ce procédé, s'échauffe et est bientôt réduit en vapeur. Ce bain doit durer de 10 à 15 minutes.

Lorsque le malade en est sorti, il doit rester couché entre des couvertures de laine très sèches et très chaudes, où on le laisse tranquille si une transpiration modérée s'est établie. Dans le cas contraire, on continue les frictions, toujours entre des couvertures, jusqu'à l'arrivée du médecin.

Mais il ne suffit pas de réchauffer le corps extérieurement, il faut aussi le réchauffer intérieurement. A cet effet, on donne, de quart d'heure en quart d'heure, une petite demi-tasse d'une infusion aromatique très chaude. (Une infusion de menthe poivrée ou de mélisse; on la prépare comme du thé.)

Dans la première, ou dans les deux premières tasses, données un peu moins chaudes, on a soin de mettre 2, ou 3, ou 4, ou 5...(on peut aller jusqu'à 10 gouttes si le malade est dangereux et d'une constitution robuste), de *Laudanum de Sydenham*, et cela dans le but d'arrêter la forte diarrhée dont le malade est atteint et qui est précisément le plus mauvais côté de la maladie.

Les gouttes sont mesurées avec un *porte-goutte*, ou, à défaut, avec une paille de grosseur moyenne.

Il ne faut pas oublier que le Laudanum n'est pas autre chose que l'*Opium* rendu liquide en vue d'un maniement plus facile et que c'est donc un poison violent dont il faut se garder d'abuser.

Nous croyons utile de dire ici qu'il existe une autre sorte de Laudanum, appelé *Laudanum de Rousseau*, qui est la moitié plus fort que celui de Sydenham et dont il faut user à doses ne dépassant pas la moitié de celles que nous avons indiquées. Pour un enfant, on ne donne guère que deux ou trois gouttes de Laudanum de Sydenham; on augmente cette dose selon l'âge et la constitution de la personne malade; toutefois nous ne conseillons pas de dépasser *dix gouttes* sans l'avis du médecin; il faut même n'arriver à cette dose que dans des cas exceptionnels.

Au lieu de Laudanum, quelques personnes, toutes les demi-heures, immédiatement avant la tasse d'infusion, donnent aux cholériques 12 à 15 gouttes de liqueur *ammoniacale anisée et camphrée*, dans une cuillerée à bouche d'eau gommée (avec un peu de sirop de gomme). *Voir à la fin de la présente brochure.*

On a aussi obtenu d'heureux effets, dans certains cas, avec l'*alcali volatil fluor* donné à la dose de 15 à 20 gouttes toutes les demi-heures ou toutes les heures, dans une tasse d'une forte décoction chaude de gruau d'avoine ou d'orge mondée, ou, à leur défaut, d'eau chaude. Ce médicament ne doit néanmoins être administré que deux fois avant l'arrivée du médecin.

A défaut de ces moyens on peut donner avec avantage l'eau bue le plus chaud possible et prise en petite quantité.

Quoique ces divers moyens doivent être mis en usage le plus tôt possible, il faut pourtant ne pas perdre son sang froid et les administrer avec ordre et sans trop de précipitation.

Nous ne conseillons pas d'employer simultanément plusieurs de ces remèdes, pour le même cas, les uns pouvant nuire à l'efficacité des autres. Nous préconisons surtout l'emploi du Laudanum, comme nous venons de l'indiquer, parce que nous avons vu obtenir d'excellents résultats par ce moyen.

Après avoir pris toutes ces précautions, il est utile, toutes les fois qu'on le peut, de placer le malade dans une pièce séparée de celle qu'habitent les autres membres de la famille.

On fait bien aussi de jeter dans une eau de savon très chaude, le linge dont s'est servi le malade.

La convalescence exige des soins et des précautions que le médecin doit indiquer. Toutefois on ne saurait recommander aux convalescents l'observation rigoureuse des règles de préservation que nous avons indiquées plus haut ; car les personnes qui ont été atteintes du choléra sont souvent exposées à des rechutes.

Nous allons terminer en faisant une recommandation à nos lecteurs :

Si l'épidémie du choléra règne dans votre région, prenez et engagez vos voisins à prendre les mesures préventives nécessaires; si malgré cela quelques cas se produisent autour de vous, empressez-vous de prodiguer vos soins aux pauvres malades. Vous n'êtes pas plus en danger en soignant un cholérique qu'en le fuyant. Vous n'avez qu'à garder certaines précautions: ainsi vous porterez loin de l'habitation, dans un trou creusé dans la terre, les déjections du malade; vous éviterez de respirer l'air qui sortira de sa bouche; vous ne porterez jamais dans le nez, ni à la bouche, ni dans la cavité des oreilles, les doigts de la main avec laquelle vous avez touché le cholérique, ni même les doigts de l'autre main avant de vous être désinfecté. En somme, vous éviterez avec le plus grand soin tout ce qui pourrait introduire des microbes dans votre corps. Vous désinfecterez les vases, le plancher de la chambre, le lit et les couvertures du malade et cela par les moyens ordinaires, surtout par l'eau phéniquée et par le chlorure de chaux. Le linge du malade ne doit, bien entendu, jamais être lavé dans une eau courante : l'eau étant le meilleur véhicule des microbes, les personnes qui viendraient à absorber de l'eau dans laquelle ce linge aurait été lavé seraient inévitablement atteintes de la maladie.

Avec ces précautions et quelques autres de détail

que le bon sens seul indique, vous pouvez sans crainte soigner un cholérique sans risquer d'être atteints de la maladie. Les médecins, eux, en sont rarement atteints et cependant ils ne fuient pas le choléra.

APPENDICE

—

Voici quelques Conseils de M. le Directeur de l'Ecole préparatoire de Médecine et de Pharmacie (1884) :

Mesures préventives à prendre contre l'invasion de l'épidémie du choléra.

Mesures extérieures.

Désinfection des locaux avec badigeonnages à la chaux.

Lavage des planchers et des meubles avec solution de chlorure de zinc.

Arrosages journaliers avec phénol ou eau phéniquée à 1/100.

Evaporation des vases remplis d'eau phéniquée à 1/100 entretenue à l'état constant, jour et nuit, dans les salles et dortoirs en chauffant le vase contenant, au moyen d'une simple veilleuse.

Dans les lieux d'aisance, et par l'ouverture de la fosse, verser tous les jours quelques litres d'une solution de sulfate de fer.

Hygiène corporelle et alimentaire.

Porter la flanelle.
Eviter les courants d'air.
Ne pas se découvrir la nuit.
Tromper la soif au lieu de la satisfaire.
Choisir des aliments de facile digestion.
Proscrire les crudités : salades, fruits, etc.
Défendre les vins plâtrés.
Grande propreté.
Grands bains aux cristaux de soude ou légèrement phéniqués.
Arrêter le plus tôt possible les diarrhées tout en combattant la constipation.

NOTA.— *Ces conseils résument précisément ce que nous avons dit sur la conduite à tenir pour se préserver du choléra.*

Eau chlorurée.

Prenez : *Chlorure de chaux sec*.. 30 grammes.
Eau .... 1 litre.

On verse sur le chlorure de chaux une petite quantité d'eau pour l'amener à l'état pâteux ; puis on le délaye dans la quantité d'eau indiquée. On tire la liqueur à clair, et on la conserve dans des vases de verre ou de grès bien fermés.

Le chlorure de chaux se trouve chez presque tous les épiciers, pharmaciens et droguistes. Il se vend à bas prix.

Solution mère d'acide phénique qui ne doit pas être employée pure, et contenant un gramme d'acide par cuillerée à bouche.

Prenez : *Acide Phénique très pur*. 30 grammes.
Alcool.................. 60 grammes.
Eau simple.............. 400 grammes.

Cette préparation coûte environ 2 fr. 50. Elle est une réserve dans laquelle on puise pour faire les diverses préparations que l'on doit employer.

Eau phéniquée au centième.

Mettre une cuillerée à bouche de la SOLUTION MÈRE *ci-dessus dans 100 grammes d'eau.*

Cette eau sert à désinfecter les chambres des malades et autres endroits. Il suffit d'en répandre sur les lieux que l'on veut désinfecter.

Eau phéniquée au millième.

Mettre une cuillerée à bouche de SOLUTION MÈRE *dans un litre d'eau ordinaire.*

Cette eau peut être employée pour se laver le corps et se gargariser la bouche. On peut même en boire en guise de tisane : on peut en consommer un litre par vingt-quatre heures, ce qui correspond à un gramme d'acide pur.

Deux ou trois cuillerées de Chlorure de chaux, mis dans une assiette avec de l'eau qu'on agite plusieurs fois par jour, à l'aide d'un petit morceau de bois, constituent un excellent désinfectant.

—

Le camphre et toutes les matières exhalant une bonne odeur sont des préservatifs du choléra.

—

En temps d'épidémie, l'usage des cigarettes de camphre est fortement recommandé.

Liqueur ammoniacale anisée et camphrée.

Les pharmaciens préparent cette liqueur de la manière suivante :

Alcool	*360 grammes.*
Ammoniaque liquide à 18 degrés	*90 grammes.*
Huile essentielle	*15 grammes.*
Camphre	*6 grammes.*

Mettre le tout et le conserver dans un flacon bouché à l'émeri.

Liqueur hygiénique et anti-épidémique.

Cette liqueur *peut être bue par petite quantité (quelques gouttes seulement mélangées avec égale quantité de vin ou d'eau), le matin et plusieurs fois dans la journée. Elle fait disparaître l'inquiétude, calme l'ennui, donne de l'ardeur, de la force et facilite la digestion.* Ses excellentes qualités hygiéniques en font un des meilleurs préservatifs contre le choléra et contre toutes les maladies épidémiques.

Nous conseillons surtout d'une façon toute particulière d'en verser quelques gouttes dans l'eau avec laquelle on se lave.

Son odeur étant excellente, elle peut remplacer le vinaigre de toilette et beaucoup d'autres parfumeries.

Le flacon se vend **2** francs ;
Le demi-flacon, **1** fr. **10.**

Expédiés *franco*, à domicile, au reçu du montant en mandat ou en timbres-poste, par lettre affranchie.

S'adresser à M. VEYRIER, rentier, à CONDORCET, près Nyons (Drôme), seul dépositaire.

TABLE DES MATIÈRES

—

Imprimerie et Lithographie Jabert frères, à Valréas.

www.ingramcontent.com/pod-product-compliance
Lightning Source LLC
LaVergne TN
LVHW050509160826
845677LV00003B/1030

* 9 7 8 2 3 2 9 6 4 0 2 3 5 *